DR. MED. MARIANNE KOCH
WERNER BUCHBERGER

Venen

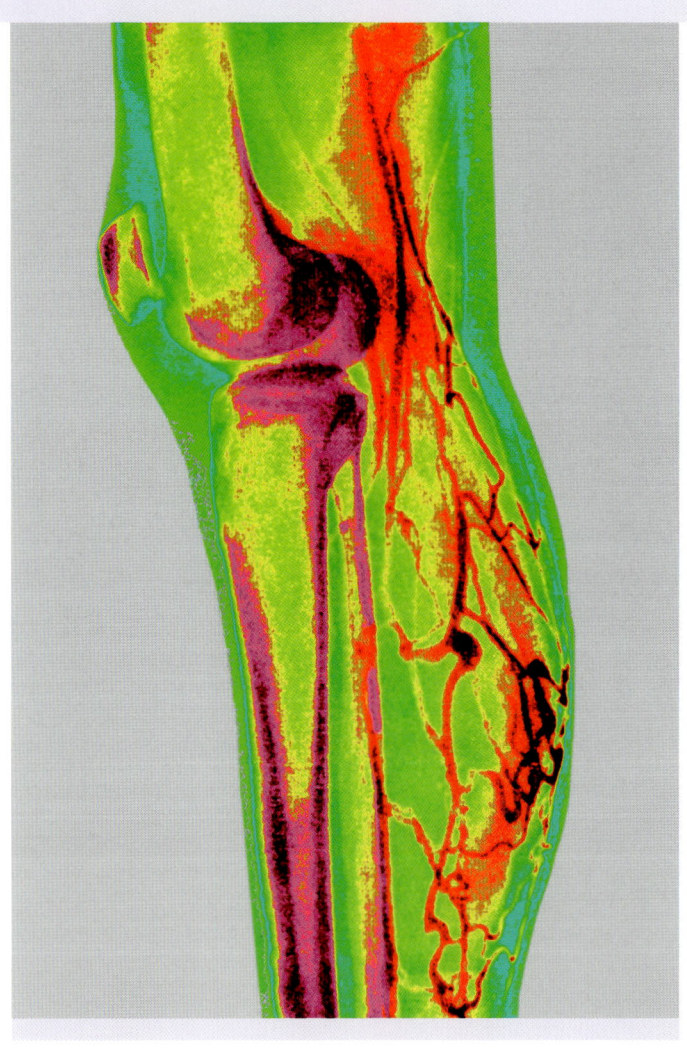

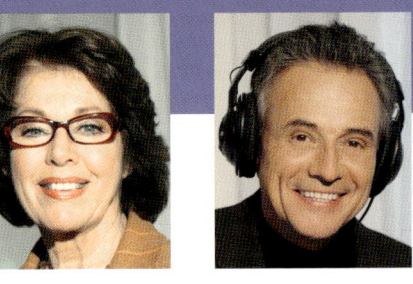

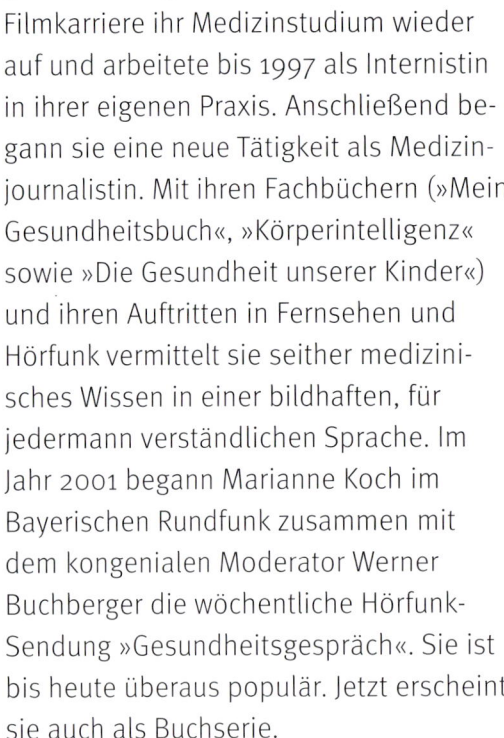

Dr. Marianne Koch
nahm nach einer lan-
gen und erfolgreichen
Filmkarriere ihr Medizinstudium wieder
auf und arbeitete bis 1997 als Internistin
in ihrer eigenen Praxis. Anschließend begann sie eine neue Tätigkeit als Medizin-
journalistin. Mit ihren Fachbüchern (»Mein
Gesundheitsbuch«, »Körperintelligenz«
sowie »Die Gesundheit unserer Kinder«)
und ihren Auftritten in Fernsehen und
Hörfunk vermittelt sie seither medizi-
sches Wissen in einer bildhaften, für
jedermann verständlichen Sprache. Im
Jahr 2001 begann Marianne Koch im
Bayerischen Rundfunk zusammen mit
dem kongenialen Moderator Werner
Buchberger die wöchentliche Hörfunk-
Sendung »Gesundheitsgespräch«. Sie ist
bis heute überaus populär. Jetzt erscheint
sie auch als Buchserie.

Werner Buchberger arbeitet
seit 28 Jahren für den Bayerischen Rundfunk und ist Lei-
ter des Gesundheitsressorts.
Als Moderator und Redak-
teur hat er mit Frau Dr. Koch
die wöchentliche Hörfunk-
sendung »Gesundheitsge-
spräch« entwickelt, die seit
acht Jahren sehr erfolgreich
auf Bayern 2 läuft. Sein An-
liegen besteht darin, den
Menschen eine Orientie-
rungshilfe im Informations-
dschungel der modernen
Medizin zu bieten. Diesen
Ansatz sieht er im »Gesundheitsgespräch« verwirklicht.

Die Venen sind unser Entsorgungssystem. *Sie nehmen das Blut auf, das Sauerstoff und Nährstoffe in die Haut, in die Muskeln und alle anderen Organe gebracht hat, und leiten es zurück zum Herzen und zur Lunge, wo es Sauerstoff tankt. Ein großartiges Prinzip – wäre da nicht die* Schwerkraft, *gegen die unsere Venen arbeiten müssen. Kein Wunder also, dass so viele Menschen Probleme mit den Venen bekommen und unter dicken,* schweren Beinen *und* Krampfadern *leiden. Lesen Sie hier, wie Sie Venenleiden verhindern aber auch heilen können!*

Dr. med. Marianne Koch, Werner Buchberger

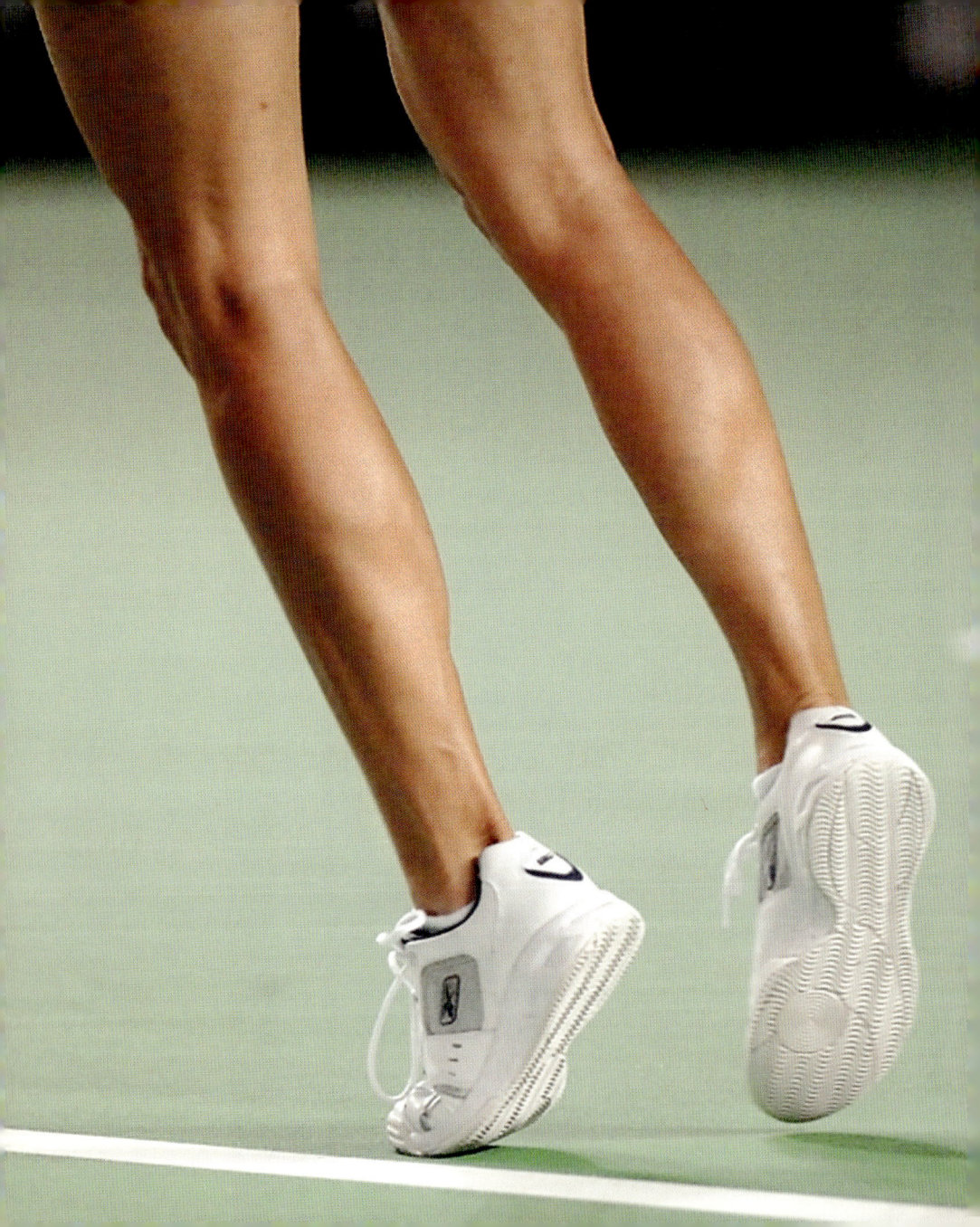

Wie entstehen Venenleiden?

*Unser Thema im Gesundheitsgespräch: Die Venen. Was
Sie für gesunde Beine und gegen Venenleiden tun können.*

Werner Buchberger: Schick statt dick! Was können wir tun,
um schlanke Beine und gesunde Venen zu haben? Über dieses
so wichtige Thema wollen wir uns in diesem Gesundheitsgespräch unterhalten. Es geht dabei nicht nur um Schönheit,
sondern vor allem um die Gesundheit. Man schätzt, dass
hierzulande acht Millionen Menschen an Venenleiden – meist
an Krampfadern – erkrankt sind, viele haben schon einmal
ein »offenes Bein« gehabt. **Dr. Marianne Koch:** Und pro Jahr
erleiden etwa 100 000 Menschen in Deutschland eine Lungenembolie, als Folge einer Thrombose, also eines Blutgerinnsels
in den Beinvenen. Sie haben recht: Venenkrankheiten sind
eine Volkskrankheit geworden, und unsere Lebensweise hat
viel damit zu tun, vor allem der Mangel an Bewegung. Aber
auch erbliche Veranlagungen spielen eine große Rolle dabei.
Wollen wir erst einmal erklären, was Venen eigentlich sind
und warum sie so oft erkranken? Das ganze Elend mit den

Venenleiden sind
eine Volkskrankheit
geworden.

Venen begann, als der Mensch den aufrechten Gang lernte. Irgendwie war und ist dieses venöse System nicht sonderlich geeignet, das Blut entgegen der Schwerkraft zurück zum Herzen zu befördern, immerhin 8000 Liter in 24 Stunden!

Die Venen sind unser Entsorgungssystem. Sie nehmen das dunkle Blut auf, das Sauerstoff und Nährstoffe in die Haut, die Muskeln und alle anderen Organe gebracht hat, und leiten es wieder zurück zum Herzen und weiter zur Lunge, wo es abermals mit Sauerstoff beladen wird und den Kreislauf durch den Körper wieder beginnt. Das bedeutet aber, dass das Blut aus den Beinen und aus den Bauchorganen sozusagen bergauf fließen muss, ohne die Unterstützung einer kräftigen Pumpe, wie sie das Herz für die Arterien ist.

Aber gibt es nicht auch eine Art Pumpe, die den Venen dabei hilft? Ja, gibt es. Der Strom des venösen Blutes gegen die Schwerkraft wird durch zwei äußerst sinnvolle Mechanismen unterstützt. Zum einen helfen die Wadenmuskeln, die die Beinvenen umgeben, bei jeder Bewegung das Blut hinaufzupressen – in der Medizin spricht man tatsächlich von einer Muskelpumpe –, zum anderen sind die Venen mit kleinen Klappen ausgestattet, die das Blut nur in Richtung Herz passieren lassen und den Rückfluss verhindern. Jedenfalls solange sie intakt und die Venen nicht überdehnt und ausgeweitet sind.

8000 Liter Blut werden täglich gegen die Schwerkraft hochgepumpt.

Dann gibt es noch die so genannte Knöchelpumpe – wo wäre diese denn in einem schönen, schlanken Frauenbein untergebracht? Genaugenommen sind auch schon die Muskeln der Zehen und Fußsohle ein Teil dieser Pumpe. Bei jedem Schritt presst diese Muskulatur die Gefäße des Fußes zusammen. Dieser Mechanismus setzt sich dann fort zum Sprunggelenk und in die Wade, wo die stärksten Muskeln arbeiten. Man könnte das Ganze auch als einen »Pump-Saug-Mechanismus« bezeichnen.

Deshalb ist das Gehen und Wandern eine hervorragende Vorbeugung gegen Venenprobleme. Und möglichst nicht mit hohen Absätzen, sondern mit Schuhen, in denen ein Abrollen des ganzen Fußes möglich ist.

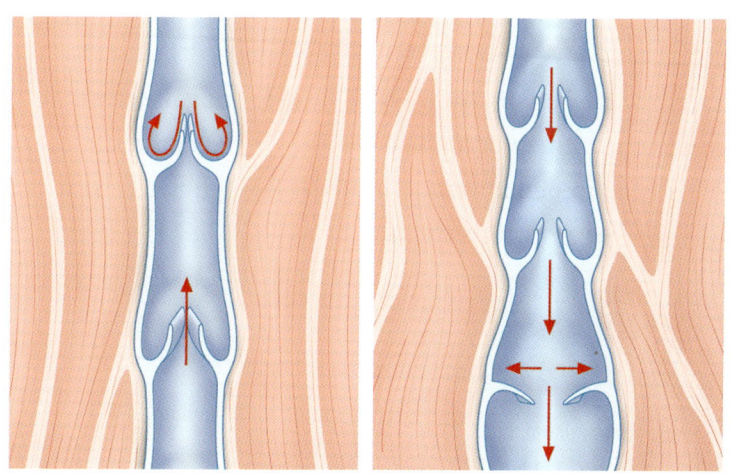

links: intakte Venen
und Venenklappen
rechts: kaputte Venen
und Venenklappen

Wir erschweren also unseren Venen die Arbeit, wenn wir bewegungsfaul sind, wenn wir den Aufzug nehmen statt Treppen zu steigen, Auto statt Fahrrad fahren … und übergewichtig sind oder stundenlang sitzen ohne ab und zu aufzustehen und uns die Beine zu vertreten.

Was passiert dann? Die Venen werden durch dieses Verhalten überlastet. Das Blut staut sich in ihnen, sie erweitern sich, sodass die Klappen nicht mehr richtig schließen. Vor allem die oberflächlichen Gefäße verformen sich zu daumendicken, geschlängelten Krampfadern.

Bein mit Krampfadern. Votivtafel aus einem Asklepios-Tempel um 500 v. Chr.

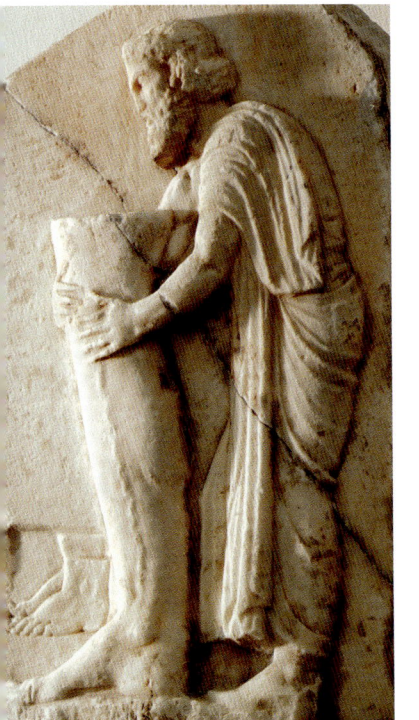

Weiß man, woher das Wort Krampfader kommt? Denn mit Krampfen hat das ja eigentlich nichts zu tun. Angeblich wurden diese veränderten Venen im Mittelalter als »Krummadern« bezeichnet. Daraus hat sich das Wort Krampfader entwickelt. Es gibt übrigens ein Steinrelief aus einem griechischen Asklepios-Tempel, das belegt, dass Krampfadern auch schon vor 2500 Jahren bekannt waren und als unangenehme Krankheit galten.

Bevor wir weiter auf die Krampfadern eingehen – gibt es noch weitere Informationen über die Funktion der Venen?

Die Venen sind auch eine Art Blutspeicher, in denen sich ständig ungefähr zwei Drittel der gesamten Blutmenge befindet. Wenn jemand eine Kreislaufschwäche erleidet, dann mobilisiert man daher das Blut aus den Venen der Beine, indem man eine Schocklagerung durchführt, das heißt, den Patienten auf den Rücken legt und die Beine hochhält. Auf diese Art und Weise bekommen Herz und Gehirn wieder mehr Blut.

Die Venen haben aber noch eine dritte Aufgabe: Sie nehmen teil an der Wärmeregulation des Körpers. Das kennt jeder: Im Sommer erweitern sie sich und sorgen dafür, dass Hitze abgestrahlt wird, im Winter ziehen sie sich zusammen, um die Wärme länger zu speichern.

Das Venensystem sorgt auch für die Wärmeregulation des Körpers.

WISSEN: Risiken für die Gesundheit der Venen

- Erbliche Veranlagung
- Weibliches Geschlecht (Hormoneinflüsse!)
- Pille (vor allem in der Kombination mit Rauchen)
- Schwangerschaft
- Östrogen-Ersatztherapie in den Wechseljahren
- Übergewicht
- Stehende Tätigkeit
- Zu wenig körperliche Bewegung
- Fortgeschrittenes Alter

Besenreiser-Varizen – die lästigen Äderchen?

Vielleicht sollten wir zunächst über die Venengeflechte an der Hautoberfläche sprechen, die keinen Krankheitswert haben, aber doch nicht gerade schön aussehen. Das stimmt so nicht ganz. Manchmal sind diese kleinen Besenreiser-Varizen ein erstes Zeichen dafür, dass das Venensystem überlastet ist. Aber meistens handelt es sich tatsächlich um ein rein ästhetisches Problem – diese bläulichen Spinnenäderchen sehen eben nicht gerade toll aus.

Besenreiser-Varizen können Anzeichen für andere Venenprobleme sein.

Unsere erste Anruferin, Frau L., leidet auch darunter.

☎ *Ja, und das, obwohl ich erst 28 Jahre bin und noch keine Kinder habe. Ich treibe Sport, schwimme jede Woche, bin eine gute Volleyball-Spielerin, habe kein Übergewicht – und trotzdem haben sich bei mir auf beiden Oberschenkeln diese Äderchen gebildet. Das ärgert mich.*

Gibt es bei Ihnen eine gewisse Veranlagung zu Venenkrankheiten? Hat Ihre Mutter Krampfadern? Oder eine Schwester?

☎ *Meine Mutter ist sehr jung bei einem Unfall ums Leben gekommen. Mein jüngerer Bruder ist kerngesund.*

Sie können sich diese Äderchen ganz leicht wegmachen lassen. Entweder mit einer Laser-Behandlung oder durch Veröden, also durch das Einspritzen von einer Flüssigkeit, die
die kleinen Venen verklebt. Leider zahlt das keine Kasse.
Was sie aber bezahlen würde – und wozu ich Ihnen sehr
rate – ist eine vorherige Untersuchung des Venensystems
Ihrer Beine. Einfach so, als Vorsorge. Damit man weiß, ob
Sie zum Beispiel bei einer zukünftigen Schwangerschaft
besonders vorsichtig sein müssen.

☎ *Wer macht diese Äderchen-Behandlung?*

Ich würde zu einem Haut- oder Venenarzt gehen. Bei Kosme-
tiksalons wäre ich dagegen sehr skeptisch, was die Qualität
der Behandlung angeht.

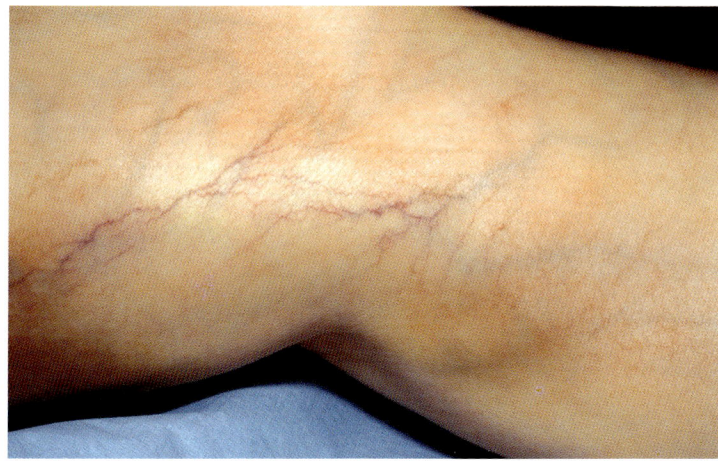

Die Besenreiser-
Äderchen werden auf
Englisch *Starburst
Varicosis* genannt –
explodierende Sterne.

Krampfadern –
nicht nur ein Schönheitsfehler

Frau Dr. Koch, ein Kollege von Ihnen, Prof. Curt Diehm, ein sehr bekannter Spezialist für Krankheiten der Blutgefäße … Den ich kenne und sehr schätze … behauptet, viele Ärzte könnten mit Venenkrankheiten nicht gut umgehen. Daran sind manche der Patienten nicht ganz unschuldig. Krampfadern sind so weit verbreitet, dass viele meinen, es sei keine ernst zu nehmende Krankheit. Schließlich habe schon die Mutter welche gehabt, die Großmutter auch, womöglich sogenannte offene Beine. Sie denken, es gehöre eben zum Älterwerden dazu, wie Falten oder Gelenkbeschwerden. Und vergessen, dass Krampfadern nicht nur Schmerzen bereiten – dieses dumpfe Druckgefühl in den Beinen –, sondern dass auch eine gewisse Gefahr von ihnen ausgeht. Wenn das Blut sich ständig staut, das heißt, zu langsam fließt, können sich in den tiefen Beinvenen Gerinnsel bilden. Solche Gerinnsel – sie heißen Thrombosen – sind potenziell lebensgefährlich, weil sie sich loslösen und dann vom Blutstrom durch die rechte Herzkammer in die Lunge geschwemmt werden können. An

»Krampfader« kommt vom mittelhochdeutschen Wort »Krummader«.

Lungenembolien, also an Verstopfungen der Blutgefäße der Lunge, sterben jährlich viele Tausende von Menschen.

Wir haben jetzt eine 17-jährige Gesprächspartnerin, deren Mutter kranke Venen hat und die wissen möchte, was sie heute vorbeugend tun kann, um später nicht die gleichen Probleme zu bekommen.

☎ *Ja, meine Mama hat mir erzählt, dass sie nach der zweiten Schwangerschaft auf einmal müde, schwere Beine bekommen hat. Ein paar Jahre hat sie gar nichts gemacht, aber dann hat man ihr doch geraten, die Krampfadern operieren zu lassen. Danach wurde es zwar besser, aber sie muss immer noch feste Strümpfe tragen und hat auch Angst, dass die Adern wiederkommen. Warum hat sie das in der Schwangerschaft bekommen?*

In der Schwangerschaft ist zum einen der Östrogenspiegel im Blut erhöht, was einen Einfluss auf die Blutgefäße und die Gerinnungsneigung des Blutes hat. Zum anderen übt das wachsende Baby im Bauch einen Druck auf die großen Beckenvenen aus. Das heißt, der venöse Blutstrom muss nicht nur, wie sonst auch, »bergauf« gegen die Schwerkraft fließen, sondern auch gegen einen erhöhten Widerstand.

Während einer Schwangerschaft müssen die Venen Schwerstarbeit leisten.

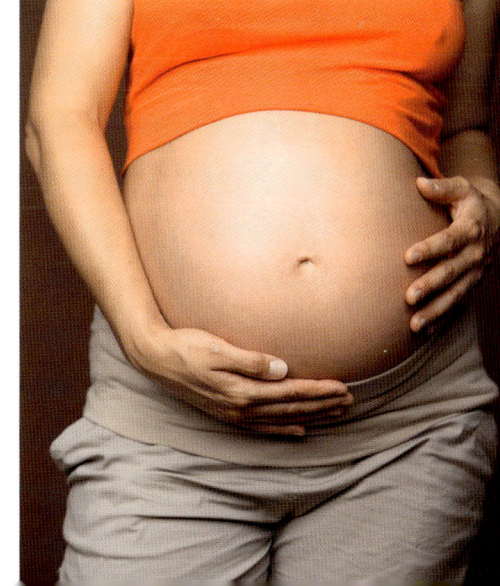

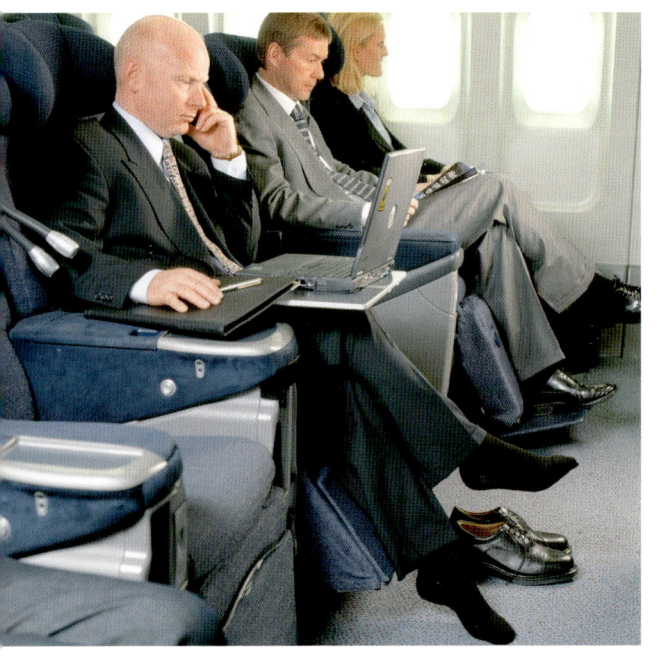

Müssen Sie viel sitzen? Tragen Sie vorbeugende Kompressionsstrümpfe und machen Sie Venengymnastik.

☎ *Und was kann man dagegen tun?*

Frauen, die ein Kind erwarten, sollten in den letzten Schwangerschaftsmonaten nach Möglichkeit leichte bis mittelstarke Kompressionsstrümpfe tragen, also solche der Klasse 1 oder 2 *(siehe Seite 24)*. Das ist vor allem dann besonders wichtig, wenn eine Neigung zu Venenerkrankungen in der Familie der werdenden Mutter bereits vorliegt.

Was bewirken solche Stützstrümpfe? Die Beinvenen bekommen durch diese speziellen Strümpfe Druck von außen und können sich daher nicht erweitern. Da wirkt ein einfaches physikalisches Prinzip: Durch eine enge Röhre muss das Blut schneller fließen, und so werden Stauungen vermieden. Gerade wer viel sitzen muss sollte vorbeugend Stützstrümpfe tragen. Empfohlen wird außerdem, so oft wie möglich die Beine hochzulegen und die Füße und Unterschenkel viel zu bewegen. Das kann man auch im Sitzen machen.

So, wie das die Fluggesellschaften Ihren Passagieren auch für Langstreckenflüge empfehlen.

 Und was kann ich jetzt tun?

Ich nehme an, Sie sind noch in der Ausbildung. Sind Sie Schülerin oder lernen Sie einen Beruf?

 Ich lerne Friseurin im zweiten Jahr.

Das heißt also, Sie müssen den ganzen Tag stehen – schlecht für Ihre Venen. Deshalb mein dringender Rat: Besorgen Sie sich in der Apotheke oder einem Sanitätshaus Stützstrümpfe der Klasse 1, die knapp über dem Knie enden. Die gibt es in vielen Farben. Gute Firmen weben ihre Strümpfe so, dass sie nicht in die Haut einschneiden.

Stützstrümpfe helfen Krampfadern vorzubeugen.

 Stützstrümpfe! Das sieht ja scheußlich aus!

Tut es eben nicht! Erstens können Sie Hosen anziehen, dann sieht man die Strümpfe gar nicht. Zum anderen aber sind die modernen Exemplare so fein, dass man sie von normalen Kniestrümpfen nicht unterscheiden kann. Übrigens tragen auch Chirurgen häufig solche Strümpfe. Die müssen schließlich auch den ganzen Tag stehen.

Wenn Sie noch etwas Gutes für Ihre Venen tun wollen, dann kaufen Sie sich zusätzlich Holz-Clogs aus dem Sanitätshaus, die vorne geschlossen, an der Ferse aber offen sind. So müsssen die Zehen den Schuh festhalten und bewegen dadurch die Muskelpumpe *(siehe Seite 8–9).*

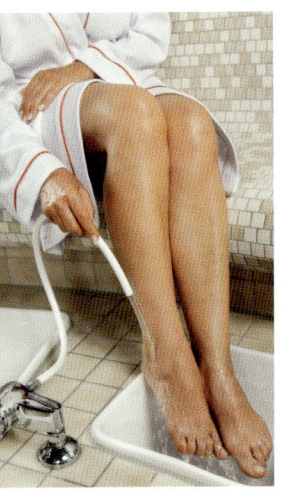

Wassertreten nach Kneipp stärkt die Venenwände.

Noch zwei Tipps dazu, wie man Venenleiden vorbeugen kann, möchte ich an dieser Stelle geben.

Erstens: Falls Sie ein Hormonpräparat wie die Pille nehmen sollten, beraten Sie sich bitte mit Ihrer Frauenärztin oder Ihrem Frauenarzt und lassen Sie sich eine Pille mit möglichst geringem Östrogengehalt verschreiben.

Zweitens: Ein ausgezeichnetes Mittel, um die Venenwände zu stärken, sind Kneipp'sche Anwendungen, also Wassertreten und Wechselduschen der Beine.

Und noch ein Rat von mir: Legen Sie sich im Urlaub nicht stundenlang in die Sonne. Laufen Sie lieber barfuß am Strand lang, spielen Sie Ball oder gehen Sie schwimmen!

Darf ich denn in die Sauna gehen?

Patienten mit ausgeprägten Krampfadern sollten nicht in die Sauna gehen – die Hitze dort kann ihre Probleme verstärken. Aber bei Ihnen ist das etwas anderes. Sie haben ja noch keine derartig erweiterten Adern. Wichtig sind die kalten Güsse hinterher. Alles Gute für Sie!

Wie kommt es eigentlich zu den dicken Beinen, unter denen Venenpatienten so leiden? Bei einem chronischen Stau sind die Venen überlastet, die Klappen im Inneren entzünden und verändern sich, sodass sie nicht mehr richtig schließen. Dadurch verstärkt sich wiederum der Stau, das heißt, der hohe Druck in den Venen führt dazu, dass Flüssigkeit ins umgebende Gewebe sickert und die schmerzhaften Schwellungen und dicke, müde Beine verursacht. Auch die Haut verändert sich bei einem ständigen Druck auf das Gewebe. Sie verfärbt sich dunkel und wird härter.

Meist gehen die Patienten erst zu diesem Zeitpunkt zum Arzt. Wenn sie Glück haben, ist es einer, der nicht sagt: »Gute Frau, das ist Vererbungssache, da kann man nichts machen«, sondern einer, der sich auskennt und der sie zu einem Spezialisten schickt, zum Phlebologen. Der kann dann mit Ultraschall und Doppler-Sonographie feststellen, wie gut das System der oberflächlichen und tiefen Beinvenen noch funktioniert und ob Krampfadern entfernt werden müssen – um größere Schäden abzuwenden.

Spezialisten für Venenprobleme nennt man Phlebologen.

WISSEN: Was den Venen nützt und was ihnen schadet

Gut für die Venen

- Laufen
- Liegen
- Stütz- und Kompressionsstrümpfe
- Wassertreten oder Wechselduschen nach Kneipp
- Beine hochlegen

Schädlich für die Venen

- Langes Sitzen und Stehen
- Zu enge Kleidung
- Heiße Bäder, Sauna
- Bewegungsmangel
- Übergewicht

Kranke Venen behandeln –
aber richtig

Unsere nächste Anruferin im Gesundheitsgespräch ist
Frau J. Wie können wir Ihnen helfen?

☎ *Ich habe am rechten Bein Krampfadern. Im Untersu-*
chungsbericht meiner Fachklinik heißt es: Rechts »inkom-
plette Saphena magna Insuffizienz ab Dodd perforantes«.
Und ein Therapievorschlag steht auch dabei: Rechts »ingui-
nale« – jetzt kommt ein komisches Wort – »Crossektomie und
Exhärese der Saphena magna«. Ich hoffe, ich habe das richtig
ausgesprochen. Was heißt denn das alles?

Sagen Sie bloß, das hat Ihnen niemand erklärt.

☎ *Na ja, sie haben schon etwas gesagt von Venen strippen,*
aber so genau hab ich das nicht verstanden.

Immer wieder das Gleiche. Warum reden die Ärzte nicht
normal mit ihren Patienten? Nun, dann versuche ich mal
Frau J. die Situation zu erklären. Also: Es gibt zweierlei
Venensysteme in unseren Beinen. Zum einen die oberflächlichen Venen. Dazu gehört die schon erwähnte Vena saphena
magna, die große Rosenvene, die von der Innenseite des

**Lassen Sie sich
Diagnose und Be-
handlungsweise
genau erklären!**

Knöchels bis zur Leiste zieht, und die Vena saphena parva, die kleine Rosenvene, die von der Außenseite des Knöchels nach hinten oben zieht. Beide Oberflächengefäße münden jeweils in den tiefen Beinvenen, die die Hauptmenge des Blutes nach oben schaffen. Zwischen dem oberflächlichen und dem tief liegenden Venensystem existieren zahlreiche Verbindungsadern, die sogenannten Perforans-Venen, die in Gruppen zusammengefasst sind, zum Beispiel zur Gruppe der Dodd-Venen, die Sie erwähnt haben. Können Sie mir folgen, Frau J.?

Bis jetzt schon. Was ist dann bei mir krank?

Nach dem Befund ist Ihre große Rosenvene teilweise zu einer deutlichen Krampfader – die Ärzte sagen Varize – verändert. Sie empfehlen Ihnen, dieses ausgeweitete Stück der Vene mit den kaputten Klappen zu entfernen, damit durch den zunehmenden Stau nicht auch die gesunden Venen aufgedehnt und damit funktionsuntüchtig werden.

Brauche ich denn diese Vene nicht?

Diese Ader ist ohnehin unbrauchbar geworden, weil ihre Klappen längst zerstört sind. Dadurch kommt es zu einem Rückfluss des Blutes aus den tiefen Beinvenen – und dieser Rückfluss führt zur Bildung der Krampfadern. Man

Bei nicht funktionierenden Klappen fließt Blut in die falsche Richtung.

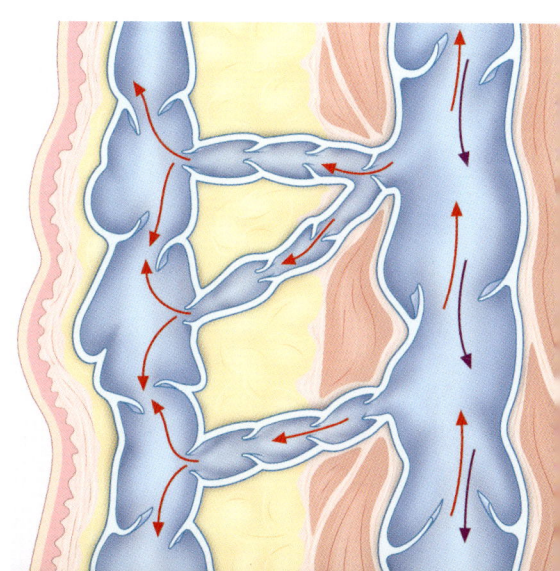

sollte mit der Entfernung der Ader nicht zu lange warten, weil sich sonst immer mehr Abschnitte der Vene verändern.

Die Ärzte schlagen Ihnen vor, zwei kleine Schnitte zu machen, einen in der Leiste, bei der Einmündung der oberflächlichen in die tief liegende Vene (Crosse genannt), den anderen im Bereich des Knies. Durch diese kleinen Löcher kann man den kranken Abschnitt der Ader herausziehen, also strippen.

Die Venenchirurgie kommt heute meist mit kleinsten Schnitten aus.

Könnte man die Ader nicht veröden?

Veröden bedeutet das Einspritzen einer bestimmten Flüssigkeit oder von Polidocanolschaum in die Vene und danach das Anbringen einer festen Bandage. Dadurch verkleben die Venenwände – die Ader ist stillgelegt. Für eine Verödung eignen sich in erster Linie die kleineren Seitenastvenen oder die sogenannten Besenreiser-Varizen, die aus kosmetischen Gründen auf diese Weise oder mit dem Laser beseitigt werden können *(siehe auch Seite 13)*. Die Methode wird zwar vereinzelt auch für große Krampfadern, also für die Saphena-Venen angewandt. Es gibt aber ziemliche Bedenken, weil die Menge des Schaums dann entsprechend größer ist und weil man vorher das Herz untersuchen muss, um auszuschließen, dass Schaum durch ein Loch zwischen den Vorhöfen des Herzens ins Gehirn gelangen könnte.

Es gäbe eventuell die Möglichkeit, die Vene durch die so genannte Radiofrequenztherapie zu behandeln. Dabei wird eine Sonde in die Krampfader eingeführt, an deren Spitze Radiowellen ausgesandt werden. Die Hitze, die diese Wellen erzeugen, »verkocht« das Innere des Gefäßes, das sich dadurch verschließt. Die Technik ist ebenfalls nicht unumstritten und auch noch nicht überall verfügbar.

☎ *Kann ich meine Krampfader nicht durch Medikamente, etwa durch Einreiben mit Venenmitteln wegbekommen?*
Leider nein. Eine Heilung ist bei ausgeprägten Krampfadern praktisch nicht möglich. Die Venenmittel wirken in erster Linie gegen Ödeme, also gegen das Anschwellen der Beine, das durch Austreten von Flüssigkeit in das Gewebe entsteht. Und auch die sonst wirksame Behandlung durch Kompressionsstrümpfe oder durch Kompressionsverbände lindert nur die Symptome, kann aber eine Vene mit so starken Veränderungen nicht wieder in ihren ursprünglichen Zustand zurückversetzen.

> Bei ausgeprägten Krampfadern ist eine Operation unumgänglich.

☎ *Eine andere Frage. Wenn ich mich jetzt operieren lasse, bekomme ich doch eine Narkose …*
Die Art der Narkose können Sie sicher mitbestimmen. Sie hängt von der Operationsmethode ab, aber auch vom Allgemeinzustand des Patienten und von seiner seelischen Stabilität. Es kommt eine Vollnarkose in Frage, aber auch eine Rückenmarksnarkose oder Leitungsanästhesie, bei der nur die Empfindung in den Beinen ausgeschaltet wird. Kleinere Eingriffe kann man sogar in örtlicher Betäubung durchführen

oder aber mittels einer so genannnten Tumeszenzanästhesie, bei der das Gewebe mit einer betäubenden Flüssigkeit infiltriert und dadurch unempfindlich gemacht wird.

WISSEN: Behandlung durch Kompression

Die Basis jeder Venentherapie ist die Kompressionsbehandlung. Durch den Druck von außen werden die Venen eng gestellt und die Klappen können wieder besser schließen. Außerdem fließt das Blut schneller und staut sich nicht mehr. Es gibt verschiedene Arten von Kompressionsstrümpfen – bis zum Knie, bis zur Mitte des Oberschenkels, bis zur Leiste oder als Strumpfhose. Außerdem kann man zwischen vier Kompressionsklassen wählen, von eher leichtem Druck bis zu ganz stramm sitzenden Strümpfen. Bei den meisten Patienten genügt die Klasse 1 oder 2; Klasse 3 und 4 ist schweren Fällen, etwa bei zusätzlichen Lymphödemen, vorbehalten *(siehe Seite 38)*. Der Venenarzt bestimmt die notwendige Druckstärke. Ganz wichtig ist, dass die Strümpfe perfekt sitzen und nicht etwa Falten werfen oder Schmerzen verursachen. Deshalb muss ein Fachgeschäft oder eine Apotheke mit besonders geschultem Personal das Anpassen übernehmen. Die Beine dürfen dabei selbstverständlich nicht angeschwollen sein.

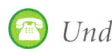 *Und was passiert danach?*

Danach müssen Sie einige Wochen einen Kompressionsstrumpf tragen. Die kleinen Schnitte wird man bald nicht mehr sehen. Arbeiten Sie viel im Stehen oder Sitzen?

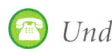 *Vor dem Computer, im Sitzen. Ich bin Übersetzerin.*

Sie sollten bei Ihrer Tätigkeit grundsätzlich Stützstrümpfe tragen. Alles Gute für Sie!

Es ruft jetzt eine Dame an, die angeblich Blutegel gegen Krampfadern verwendet. Wollen Sie mit ihr sprechen? Ja, aber sicher doch. Hallo Frau P., Ihre Blutegel haben es ins Gesundheitsgespräch geschafft!

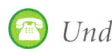 *Das ist schon ein paar Jahre her. Mich schaudert es noch, wenn ich daran denke. Ich habe das zweimal machen lassen, weil ich einmal gehört habe, das sei ein gutes Mittel gegen Krampfadern. Ich hatte danach auch ein ganz gutes Gefühl, die Schmerzen haben nachgelassen.*

Im Speichel der Blutegel befindet sich eine Substanz, die dem Heparin, einem blutverdünnenden Mittel entspricht. Sie haben also auf diese Weise eine Heparinbehandlung durchgeführt, und ich glaube Ihnen, dass Sie damit eine gewisse Erleichterung erfahren haben. Ich kenne Ärzte, die diese Methode anwenden. Es müssen selbstverständlich medizinische Blutegel sein, die keine anderen Krankheiten übertragen. Aber Sie haben sich dabei etwas geekelt?

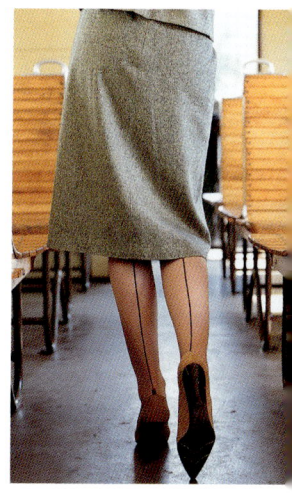

Ziehen Sie zarte, dunkle Strümpfe über die hautfarbenen Stützstrümpfe, so bleiben sie unsichtbar!

☎ *Und wie! Ich konnte gar nicht hinschauen, als die »lieben« Tierchen da an mir hingen.*

Außerdem helfen die Tierchen allenfalls, die Symptome einer Venenkrankheit zu lindern – das Problem der kranken Venen selbst wird dadurch nicht beseitigt.

Und da Herr Buchberger jetzt etwas blass geworden ist, dürfen wir Sie mit einem Dankeschön verabschieden!

Frau Dr. Koch, gibt es nicht auch eine »schnittfreie« Technik zur Operation von Krampfadern? Ganz ohne Schnitte geht es nicht. Aber Sie meinen die Varady-Technik, die man bei der Entfernung von Seitenast-Krampfadern (aber nicht bei den großen Venen) anwenden kann. Dabei sticht man winzige Öffnungen, 1,5 bis 2 Millimeter groß, in die Haut und zieht die Vene dann mit einer Art Häkelnadel heraus. Diese Mini-Stiche werden danach nicht genäht, sondern nur mit einem Klebeband fixiert – und heilen dann von selbst.

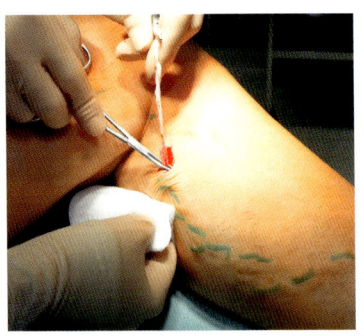
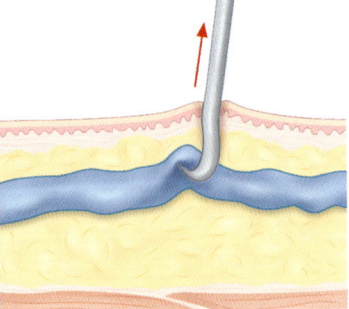

Entfernung einer Vene durch minimal kleine Schnitte.

Thrombose –
Vorsicht! Lebensgefahr!

Wir haben noch nicht darüber gesprochen, welche anderen Anzeichen – außer dem Gefühl von Schwere und Anschwellen der Beine – auf eine Venenerkrankung hindeuten. Oft kann eine Veränderung der Haut im Bereich des Knöchels und am Unterschenkel Hinweise auf einen Venenstau geben. Die Haut erscheint dann stark gebräunt oder fühlt sich hart und ledern an. Manchmal zeigen sich auch weißliche Narben. Aber auch die viel verbreiteten Besenreiser können – müssen allerdings nicht – ein Signal für tiefer in der Haut liegende Venenprobleme sein *(siehe Seite 12)*.

Hautveränderungen an den Unterschenkeln sollten Sie nicht ignorieren!

Am einfachsten ist die Diagnose, wenn die Krampfadern bereits sichtbar sind oder wenn sich womöglich Geschwüre am Unterschenkel (medizinisch: Ulcera cruris) gebildet haben. In jedem Fall sollte man nicht fatalistisch sein und Venenprobleme als schicksalhaft ansehen, sondern so früh wie möglich zum Spezialisten gehen.

Sie haben ja schon die Gefahr angesprochen, dass sich in einem gestauten Venensystem, vor allem in den tief liegenden Bein- oder Beckenvenen, Gerinnsel bilden können und eine Thrombose, also der Verschluss der Vene droht. Wie merke ich das? Typisch ist ein rasch einsetzendes Dickwerden des Beines, oft mit einer rötlich-bläulichen Verfärbung und einem intensiven dumpfen Stauungsgefühl.

Leider sind die Symptome aber keineswegs immer eindeutig, deshalb ist es wichtig, dass der Arzt überhaupt an die Möglichkeit einer Thrombose denkt. Er wird dann den Umfang des gesunden und kranken Beins messen, die Venen des Fußrückens beurteilen, die auf der gestauten Seite meist stärker hervortreten, und er wird vor allem mit Ultraschall und Duplex-Sonographie (völlig harmlos – tut nicht weh!) die Durchgängigkeit der tiefen Beinvenen untersuchen.

Frau Dr. Koch, Sie haben bereits mehrmals von einer akuten Gefährdung durch eine Thrombose gesprochen. Was kann denn da passieren? Das Venensystem ist ja mit Herz und Lunge verbunden. Wenn sich also ein Blutgerinnsel in einer größeren Vene der Beine oder des Beckens gebildet hat, dann besteht die Möglichkeit, dass sich dieses Gerinnsel losreißt und durch die Röhren des

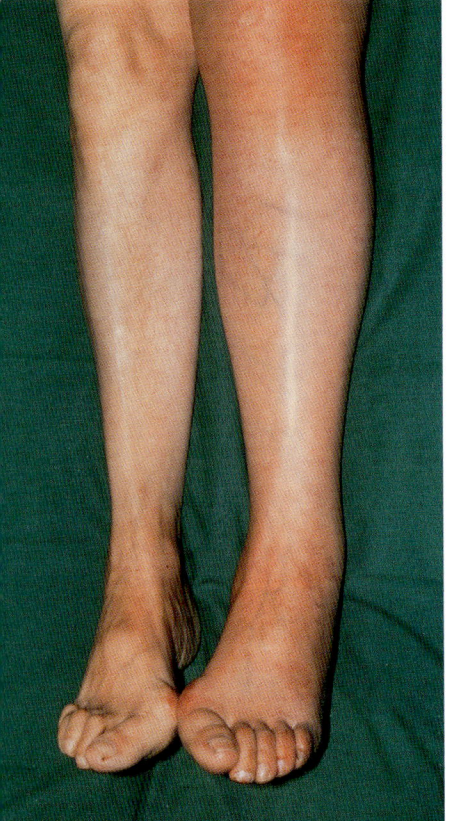

So sieht eine akute Venenthrombose aus.

WISSEN: Dicke Beine – was kann alles die Ursache sein?

Die meisten Beinödeme gehen von **kranken Venen** aus. Sie können aber noch ganz andere Ursachen haben:

Herzschwäche äußert sich oft durch Wasser in den Beinen. Dabei sind aber fast immer beide Beine betroffen.

Bei bestimmten Formen einer **Nierenkrankheit** schwellen die Beine ebenfalls an. Drückt man mit dem Finger in die Haut, dann entsteht eine Delle, die eine Zeit lang sichtbar bleibt.

Lymphödeme und **Lipödeme** lassen ebenfalls die Beine dick und unförmig werden *(siehe Seite 38)*.

Andererseits: Wenn ein Bein plötzlich blutleer und weiß wirkt (und stark schmerzt), dann besteht ein hochgradiger Verdacht auf den **Verschluss einer Arterie**. Das Bein wird nicht mehr durchblutet. Sofort in die Klinik, sonst droht eine Amputation!

Venensystems zuerst zum Herzen und von dort – genauer: von der rechten Herzkammer aus – in die Lunge gespült wird. An einer Stelle, wo die Blutgefäße sich teilen und immer dünner werden, bleibt es dann irgendwo stecken. Der Patient erleidet eine Lungenembolie. Was bedeutet, dass in diesem Bereich kein Blut mehr in die Lunge strömen kann und dass sich eine starke Stauung bildet, die das Herz belastet. Je größer das Lungengefäß ist, das auf diese Weise verschlossen wird, desto größer ist die Gefahr für den Patienten.

Was kann man tun, um diese Gefahr abzuwenden? Wichtig ist eine schnelle Diagnose. Beim geringsten Verdacht sollte man einen Arzt benachrichtigen oder sogar die Rettungssanitäter. Nicht herumlaufen, nicht selbst Auto fahren, einfach liegen bleiben. Die Ärzte werden dann abklären, ob ein Verschluss einer Vene besteht und wo der Verschluss ist – das ist wichtig für die weitere Therapie.

Nach der Erstbehandlung – Bein fest wickeln und Heparin spritzen – erlauben Ärzte den Patienten mit Thrombosen in den Unterschenkelvenen oft wieder aufzustehen und herumzulaufen. Bei Verschlüssen in den tiefen Venen des Oberschenkels oder im Becken muss der Patient meistens einige Tage liegen, bis sich der Blutpfropf verfestigt und an die Venenwand geheftet hat. Damit wird die Gefahr des Loslösens geringer. In jedem Fall müssen die Patienten anschließend für mehrere Monate gerinnungshemmende Medikamente einnehmen. Das könnte zum Beispiel Marcumar sein.

Was spürt man bei einer Lungenembolie? Plötzliche Atemnot, dazu oft Schmerzen beim Atmen, Husten, manchmal sogar blutiger Auswurf, schneller Puls, Schweißausbruch, Angst. Es gibt allerdings auch kleine Lungenembolien, von denen der Patient so gut wie gar nichts merkt.

Bei Thromboseverdacht sofort den Arzt rufen und liegen bleiben.

**Kann man denn so ein Blutgerinn-
sel nicht vorher auflösen?**

Doch, kann man, und das wird auch
gemacht. Allerdings ist das nicht
ganz ungefährlich, weil es unter dieser Therapie – der Thrombolyse – zu
inneren Blutungen oder zu Gehirn-
blutungen kommen kann. Allerdings
geschieht dies nur in ungefähr 0,5 bis
1 Prozent der Fälle. Diese Gefahr ist
jedoch bei älteren Menschen erhöht.
Die Patienten müssen dabei bis zu
zehn Tage auf der Intensivstation
überwacht werden.

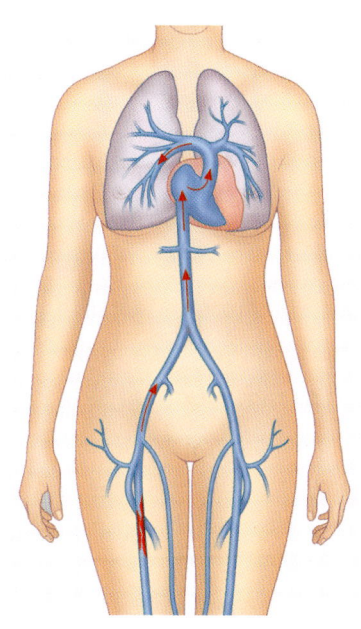

Eine andere Möglichkeit ist es, das Blutgerinnsel durch eine
Operation zu entfernen. Dabei wird lediglich ein Katheter
in die Leistenvene eingeführt.

Beide Methoden sind nicht frei von Risiken, haben aber,
wenn sie erfolgreich sind, den Vorteil, dass die Vene danach
wieder eine normale Weite aufweist, und dass sogar die Funktion der Klappen oft erhalten wird. Dadurch kann sich kein
Postthrombotisches Syndrom entwickeln *(siehe Seite 32)*.
Ich würde gerne Herrn M. in unser Gespräch einbeziehen.
Herr M. hatte eine tiefe Beinvenenthrombose.

Lungenembolie: Ein
Gerinnsel wandert
aus einer tiefen Bein-
vene in die Lunge.
Das ist gefährlich!

☎ *Ja, vor zwei Jahren. Ich bekam damals ein neues Hüftgelenk und ein paar Tage später hatte ich ein dickes Bein.*
Trotz der gerinnungshemmenden Spritzen, die Sie doch sicherlich bekommen haben.

Nach Knie- oder Hüftoperationen ist das Thromboserisiko stark erhöht.

☎ *Ja, die bekam ich und auch diese weißen engen Strümpfe. Trotzdem ist es passiert. Seither schwillt das Bein immer wieder an und ich muss nach wie vor Kompressionsstrümpfe tragen. Darüber ärgere ich mich natürlich. Kann man da gar nichts machen?*

Bei einem Postthrombotischen Syndrom ist das tiefe Venensystem bleibend geschädigt. Eine Auflösung des Pfropfes mit entsprechenden Medikamenten – eine Thrombolyse – ist so kurz nach einer Operation absolut unmöglich, weil es sonst zu schweren Blutungen im Bereich des Operationsfeldes gekommen wäre. So hat man Sie eben weiter mit relativ niedrigen Dosen von Heparin und dann, nehme ich an, mit Marcumar behandeln müssen. Meist bilden sich im Lauf der Zeit von selbst neue Umgehungsvenen, die das Blut um die verschlossene Stelle herumleiten. Aber das genügt eben oft nicht, um einen normalen Blutfluss wiederherzustellen. Auch wenn Sie sich über das Tragen von Kompressionsstrümpfen beklagen – sie sind wichtig, weil die Stauungen sonst zu weiteren Veränderungen der Venen und des ganzen Beins führen könnten, im schlimmsten Fall zu Geschwüren an den Unterschenkeln und Knöcheln, wenn die Haut dem ständigen Druck von innen nicht mehr standhält.

Was könnte Herr M. sonst noch tun?

Man will ja erreichen, dass die Stauung abnimmt. Neben der Kompression sollten Sie deshalb regelmäßig Entstauungsgymnastik machen. Ein guter Physiotherapeut wird Ihnen zeigen, wie das geht. Vielen Dank für Ihren Anruf, Herr M.!

Könnte man die kaputte Vene nicht herausoperieren und durch eine andere oder durch eine aus Kunststoff ersetzen?

Das hat man eine Zeit lang versucht. Die Erfolge waren aber nicht überzeugend, ich nehme an, weil beim Postthromboti-

WISSEN: Wer ist durch eine Thrombose gefährdet?

- Patienten nach einer Knie- oder Hüftgelenksoperation
- Alle bettlägerigen, vor allem ältere Patienten
- Patienten mit einer Krebskrankheit (veränderte Gerinnung)
- Bei Ruhigstellung des Beins durch eine Gipsschiene
- Schwangere und Frauen nach der Entbindung
- Frauen, die die Pille nehmen, vor allem wenn sie rauchen
- Frauen, die Östrogene in den Wechseljahren nehmen
- Reisende auf langen Flügen oder Autofahrten *(siehe Seite 42)*
- Patienten mit angeborenen Gerinnungsstörungen

schen Syndrom das Blutgefäß auf eine längere Strecke funktionsuntüchtig ist und man die vielen kleinen Seitenvenen nicht einzeln in die neue Ader einpflanzen kann.

Aus all diesen Gründen ist es so wichtig, das Entstehen einer tiefen Beinvenenthrombose nach Möglichkeit zu verhindern.

Hier ruft eine junge Frau an. Frau K., Sie wollen mehr über die eben erwähnten offenen Beine wissen?

Ja, es geht nicht um mich, sondern um meine Großmutter. Sie leidet seit Jahren an einem großen Geschwür am Knöchel, und ich denke, sie hat die Hoffnung aufgegeben, dass es jemals wieder zuwächst.

Im Prinzip kann man jedes derartige Geschwür (Ulcus cruris)

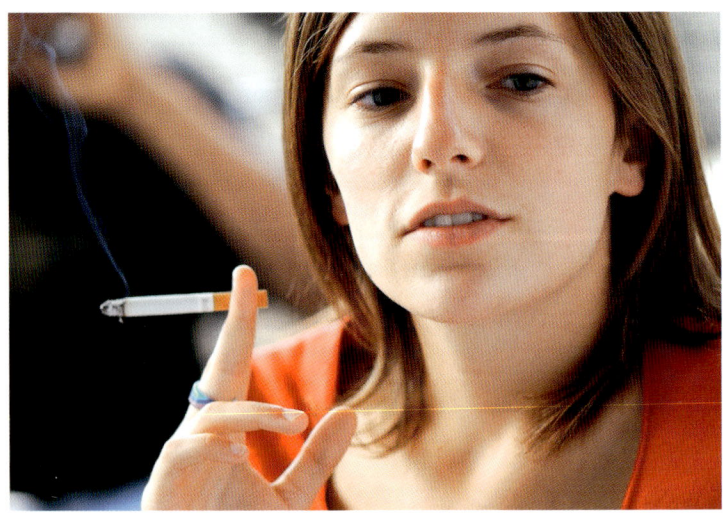

Wer die Pille nimmt, sollte auf keinen Fall rauchen: Das erhöht die Thrombosegefahr!

zum Abheilen bringen, auch wenn es schon Jahre besteht – durch Wundsäuberung, Antibiotika, Kompressionstherapie und gegebenenfalls Hauttransplantation.

Die Wundsäuberung muss ein Arzt oder eine ausgebildete Krankenschwester machen mit dem Ziel, alles abgestorbene Gewebe nach und nach zu entfernen. Nach jeder Behandlung wird die Wunde desinfiziert und wieder verbunden.

Um die Infektion der Wunde zu bekämpfen, bekommt der Patient Antibiotika. Nur lokal angewandte antibiotische Salben oder Puder nützen in diesem Fall so gut wie nichts. Besonders wichtig ist eine konsequente Kompressionstherapie, um die Stauung zu mindern. Man verwendet bei offenen Wunden Kompressionsverbände, Strümpfe erst dann, wenn die Wunde sich geschlossen hat. Außerdem sollte Ihre Großmutter nach Anleitung Entstauungsgymnastik machen.

Ein großes Geschwür schließlich kann, sobald die Wunde sauber ist, durch eine Hauttransplantation abgedeckt und so zum Abheilen gebracht werden.

Frau K., ich denke, Sie sollten Ihre Großmutter in einer Spezialpraxis für Venenleiden vorstellen – dort kann man ihr am besten helfen.

☎ *Das sagen Sie so leicht. Die Oma ist stur wie ein Panzer. Aber wenn ich ihr erzähle, dass Frau Koch auch dafür ist, dann kriege ich sie vielleicht hin.*

Offene Beine kann man auch nach langer Zeit noch erfolgreich behandeln.

Kranke Venen
oder kranke Lymphgefäße?

Ein Zuhörer möchte wissen, was eine Blutvergiftung – Sie wissen schon, die berüchtigten roten Streifen – mit den Venen zu tun hat. Geht es um Sie selbst, Herr S.?

☎ *Ja. Ich hatte mal so einen roten Streifen am Bein, der sich bis zum Oberschenkel herauf gezeigt hat. Ich bin damals mit Antibiotika behandelt worden und dann war es wieder gut. Muss ich jetzt mehr auf meine Venen achten?*

Rote Streifen am Bein? Achtung – Verdacht auf Blutvergiftung!

Es gibt zwei Krankheitbilder, die sich durch solche roten Streifen bemerkbar machen. Das eine ist die Entzündung einer Vene, das andere betrifft das Lymphsystem.

Die Entzündung einer oberflächlichen Vene – die Ärzte sagen Thrombophlebitis – ist meist einfach zu diagnostizieren. Man sieht und fühlt einen geröteten, überwärmten und schmerzhaften Strang im Verlauf einer Bein- beziehungsweise Armvene. Ursache ist ein Gerinnsel, das sich in diesem Gefäß gebildet hat. Diese oberflächlichen Thrombosen sind nicht so gefährlich, das heißt, sie verursachen nur dann eine Lungenembolie, wenn sie sich bis zu den tiefen Bein- oder

Beckenvenen ausbreiten. Das kann man verhindern, indem man das Bein fest wickelt und einige Tage Heparin spritzt. Sie, Herr S., hatten, jedenfalls nach Ihrer Schilderung, eine Lymphangitis, also eine Entzündung eines Lymphgefäßes, die fast immer durch Bakterien verursacht wird. Hatten Sie denn am Fuß oder Unterschenkel eine Verletzung?

WISSEN: Das Lymphsystem – Drainagen im Gewebe

Neben den beiden Blutgefäßen – den Arterien und den Venen – gibt es noch ein drittes System von Röhren im Körper, das sich durch alle Gewebe zieht: das System der Lymphgefäße. Es hilft den Venen bei der Entwässerung und Entschlackung und steht ganz im Dienst der Immunabwehr.

An den Lymphstraßen, die durch den Körper verlaufen, kontrollieren in kurzen Abständen Lymphknoten die Lymphflüssigkeit, um schädliche Stoffe sofort abzufangen – man kann sich das vorstellen wie Polizeikontrollen im Straßenverkehr. Hat sich im Einzugsgebiet eines Lymphgefäßes eine Infektion ausgebreitet, dann schwellen diese Lymphknoten stark an.

Alle Lymphwege münden in ein breites Gefäß, den Ductus thoracicus, der hinter der Lunge hochführt und durch den die Lymphe in eine große Vene hinter dem Schlüsselbein entleert wird.

📞 *Ja, ich glaube, ich hatte seinerzeit einen ziemlich üblen Insektenstich an meiner linken Wade.*

Kann gut sein, dass durch den Insektenstich Krankheitserreger in das zuständige Lymphsystem gelangen konnten. Das Lymphgefäß hat sich entzündet, und diese Infektion bedeutet ja tatsächlich eine Blutvergiftung durch Bakterien, die sich dann gefährlich im Körper ausbreiten können.

Deshalb wurden die Antibiotika verschrieben. Richtig. Mit den Venen hat das nichts zu tun, Herr S., ich hoffe, die Ihren sind und bleiben gesund.

Es gibt noch eine anderes Krankheitsbild, bei dem man für Diagnostik und Therapie sehr genau zwischen Venen und Lymphgefäßen unterscheiden muss: das Lymphödem.

Ödem heißt doch »Schwellung«. Es geht also um dicke Beine. Sind aber davon nicht häufig auch Frauen mit Brustkrebs betroffen, bei denen man die Lymphknoten in der Achselhöhle entfernen musste und die dann ständig einen dicken Arm haben? So ist es. Wenn Abflusswege behindert sind, dann staut sich Flüssigkeit im Gewebe. Das gilt für die Venenthrombose ebenso wie für die Verlegung von Lymphgefäßen. Während der Verschluss einer Vene aber meist plötzlich erfolgt, dauert es oft etwas länger, bis sich ein Lymphstau zeigt. Dabei können die Auswirkungen von verlegten Lymphwegen äußerst dramatisch werden.

Ist der Lymphabfluss behindert, kommt es zu Stauungen und Ödemen.

Bei den schlimmsten Fällen spricht man von Elephantiasis, da die Beine durch die Ödeme Elefantenbeinen gleichen. Woher kommt diese Krankheit? Lymphödeme können unterschiedliche Ursachen haben. Es gibt angeborene Formen, bei denen die Lymphgefäße von Anfang an verkümmert sind, sodass die Lymphe nur zögernd abfließen kann. Es gibt Verlegungen der Lymphbahnen nach Operationen, nach Unfällen oder durch Tumore. Weltweit am häufigsten – in unseren Breiten allerdings eher selten – entstehen solche Zustände durch eine Infektion mit Filarien. (Man schätzt, dass weltweit 115 Millionen Menschen davon betroffen sind.) Filarien sind Fadenwürmer, die durch Moskitos oder durch winzige Krebse in tropischen stehenden Gewässern übertragen werden. Wenn man in Unkenntnis dieser Gefahr dort badet – wobei es schon genügt, wenn man sich mit nackten Beinen hineinstellt –, dann bohren sich diese Würmer durch die intakte Haut, leben und vermehren sich in den Lymphgefäßen und verstopfen diese.

Meiden Sie stehende Gewässer in den Tropen! Es drohen Infektionen mit Fadenwürmern.

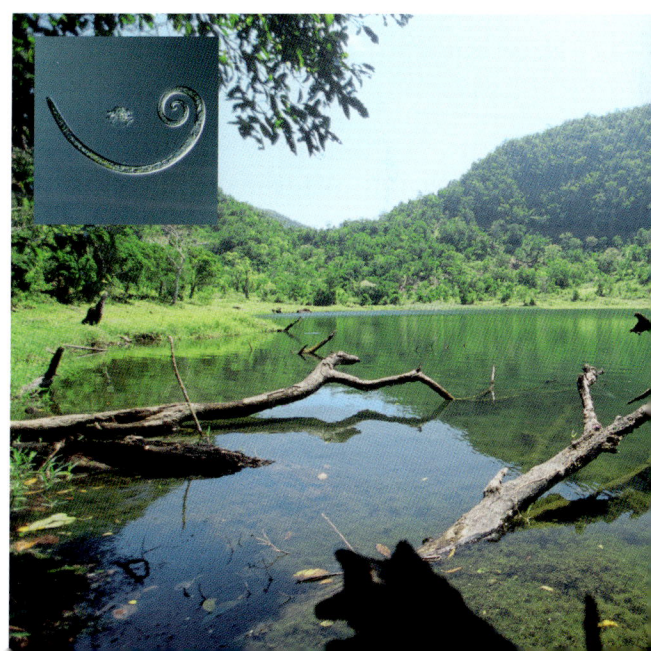

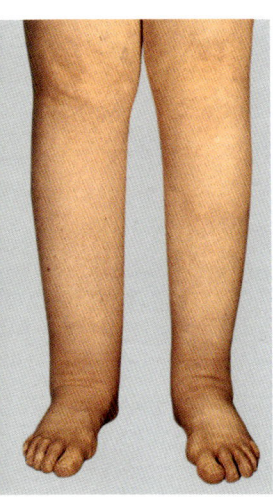

Ein Lymphödem entsteht durch die Schädigung der Lymphgefäße.

Leider ist es sehr schwierig, sie nachzuweisen und noch schwieriger, sie wieder völlig loszuwerden. Man muss beim geringsten Verdacht auf eine derartige Infektion zum Tropenarzt gehen, damit die Behandlung beginnt, bevor die Lymphgefäße für immer geschädigt oder gar zerstört sind, und bevor sich durch die chronische Stauung auch das Gewebe der Beine verändert hat.

Eine Anruferin, die uns zugehört hat, möchte wissen, wie man diese Krankheit behandeln kann. Frau S., sind Sie denn selbst von einem Lymphödem betroffen?

☎ *Nein, meine Schwester. Sie hat seit einiger Zeit sehr dicke Beine. Zuerst hat man gedacht, es seien die Venen. Die waren aber wohl in Ordnung. Und dann hat es sehr lange gedauert, bis jemand auf die Idee kam, die Lymphgefäße zu prüfen. Dabei hat sich herausgestellt, dass sie zu eng sind und dass sich alles staut.*

Wird ihre Schwester denn behandelt?

☎ *Sie hat ein paar Lymphdrainagen bekommen. Das hat aber nicht wirklich viel geholfen.*

Man muss Lymphödeme ganz systematisch behandeln, oft lebenslang. Die physikalische Entstauungstherapie hat mehrere Komponenten: Lymphdrainagen, Kompressionsbandagen, entstauende Bewegungsübungen und eine gute Hautpflege. Wenn man Kompressionsstrümpfe benützt, müssen diese genau nach Maß gefertigt sein, sonst richten sie mehr Schaden an als dass sie Nutzen bringen. Es ist eben auch sehr wichtig, dass die Drainagen und die Kompressionsbehandlung von bestens geschulten Fachleuten durchgeführt werden. Sie können sich beispielsweise bei den Dachverbänden der Physiotherapeuten erkundigen, über die sie besonders ausgebildete Experten finden.

Übrigens: Mikrochirurgen haben in letzter Zeit Operationsmethoden entwickelt, mit denen sie gestauten Lymphgefäßen einen künstlichen Abfluss über die Venen konstruieren. Das kann in manchen Fällen eine große Hilfe sein, solange noch keine bleibenden Gewebeschäden vorhanden sind.

Entwässerungstabletten helfen nicht? Nein, im Gegenteil. Sie erhöhen den Eiweißgehalt des Gewebes und tragen dazu bei, dass sich das Gewebe verfestigt.

Ich hoffe, wir konnten Ihnen helfen, Frau S. – und natürlich alle guten Wünsche für Ihre Schwester.

Frau Dr. Koch – wir haben jetzt von Lymphödemen gesprochen. Was ist denn ein Lipödem? Ein Lipödem ist eine sehr seltene Krankheit. Es handelt sich um eine – meistens ererbte – unregelmäßige Vermehrung des Fettgewebes in der Unterhaut. Die Beine sehen dadurch unförmig verdickt aus, die Füße sind aber, im Gegensatz zum Lymphödem, fast immer normal. Meistens breitet sich die Krankheit von den

> Lymphödeme müssen oft lebenslang behandelt werden.

RAT: Der Venenpatient auf Reisen

Wenn Sie Probleme mit den Venen haben, dann sollten Sie – zum Schutz vor Thrombosen – auf langen Flugreisen, aber auch bei langen Autofahrten unbedingt Kompressionsstrümpfe bis zur Leiste tragen oder die Beine mit elastischen Binden fest vom Fuß bis zur Leiste wickeln *(siehe Seite 24)*. Bewegen Sie die Füße im Flugzeug möglichst oft. Falls Sie schon einmal eine Thrombose erlitten haben, dann bitten Sie Ihren Hausarzt, Ihnen für jeden Langstreckenflug zusätzlich eine Thrombose-verhindernde Heparinspritze mitzugeben und Ihnen zu zeigen, wie man sich die Spritze selbst verabreicht. (Keine Angst, das lernen Sie ganz schnell.)

Im Flugzeug ist die Luftfeuchtigkeit extrem niedrig. Sie verlieren in dieser Situation viel Flüssigkeit durch Verdunstung, und dadurch werden die Fließeigenschaften des Blutes schlechter. Trinken Sie also unterwegs so viel Mineralwasser wie möglich.

Und nicht vergessen: Mit Krampfadern sollte man keinesfalls lange in der warmen Sonne liegen!

Hüften ausgehend in die unteren Extremitäten aus. Im Lauf der Zeit entsteht durch die deutliche Vermehrung der Fettzellen auch ein Druck auf die Lymphgefäße mit entsprechender Stauung. Bei den Behandlungsversuchen bringt es auch dann meistens nichts, wenn das Gewicht reduziert wird. Man versucht neuerdings, im frühen Stadium der Krankheit das überschüssige Fettgewebe abzusaugen. Die Erfahrungen mit dieser Behandlungsmethode sind aber noch nicht sehr groß. Um es noch einmal zusammenzufassen: Wie kann ich mir meine Venen möglichst lange gesund erhalten? Am wichtigsten ist regelmäßige körperliche Bewegung, wobei Gehen, Walking, Schwimmen, Radfahren und Skilanglauf die geeignetsten Sportarten sind. Schwangere und alle Leute, die viel stehen oder sitzen müssen, sollten Stützstrümpfe tragen. Wenn man dann noch Übergewicht vermeidet und den Tag mit heißen und kalten Wechselduschen beginnt, hat man schon eine Menge für seine Venen getan.

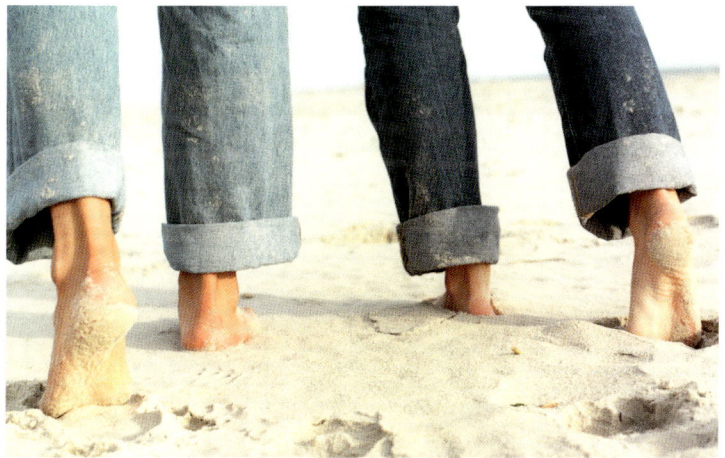

Barfuß am Strand: Etwas Besseres können Sie Ihren Venen kaum gönnen!

Glossar

Crossektomie: Entfernung der oberflächlichen Vene im Bereich der Leiste (*Crosse*)

Besenreiser-Varizen: Fächerförmige oberflächliche Hautvenen

Doppler-Sonografie: Ultraschall zur Beurteilung von Durchblutungsstörungen

drainieren: Abfluss schaffen

Insuffizienz: wörtlich: Ungenügen; hier: Funktionsverlust

Knöchelpumpe: Venenmassage durch Fußbewegungen

Kompressionstherapie: Verhindern von Venenerweiterungen durch Druck von außen

Lipödem: Verdickung oder Schwellung des Fettgewebes der Haut

Lungenembolie: Verstopfung einer großen Ader der Lunge durch ein Blutgerinnsel aus den tiefen Bein- oder Beckenvenen

Lymphangitis: Entzündung eines Lymphgefäßes

Lymphödem: Vermehrung von Gewebewasser durch Abflussbehinderung in den Lymphgefäßen

Postthrombotisches Syndrom: Bleibende Veränderungen nach einer tiefen Beinvenenthrombose

Rückenmarksnarkose: Ausschaltung der Empfindung durch Betäubung der Rückenmarksnerven

Thrombose: Blutgerinnsel

Thrombolyse: Medikamentöse Auflösung eines Blutgerinnsels

Thrombophlebitis: Venenentzündung mit einem Verschluss des Blutgefäßes

Ultraschall: Diagnoseverfahren durch Schallwellen

Varicosis: Krampfaderleiden; abgeleitet von Varize = Krampfader

veröden: Ausschalten einer Vene durch bestimmte Medikamente

Hilfreiche Adressen

Arterielle Verschlusskrankheit AVK-
Selbsthilfegruppe Bundesverband e.V.
Münsterplatz 10–12
41460 Neuss
www.vascular.de/d/patienten/
selbsthilfe/pavk/index.html
*Selbsthilfeangebot zur arteriellen
Verschlusskrankheit*

Bayerischer Rundfunk
Gesundheitsgespräch
www.bayern2.de/gesundheitsgespraech
*Leicht verständliche, umfassende
Basisinformation zu den Venen;
Navigation über Suchwort*

Bundesverband Lymphselbsthilfe e.V.
Wilhelmstraße 12
35392 Gießen
www.Bundesverband-
Lymphselbsthilfe.de
*Patientennahe Informationen rund um
den gestörten Lymphabfluss; bundesweite
Liste aller Selbsthilfegruppen*

Deutsche Gefäßliga e.V.
Postfach 40 38
69254 Malsch b. Heidelberg
www.deutsche-gefaessliga.de
Umfassende, gut verständliche Informa-

*tionen zu Gefäßkrankheiten allgemein,
einschließlich Venenerkrankungen und
möglicher Therapieansätze*

Deutsche Gesellschaft für Angiologie
Gesellschaft für Gefäßmedzin e.V.
Luisenstraße 58–59
10117 Berlin
www.dga-online.org
*Informationen gemäß der medizinischen
Leitlinien zur medizinischen Versorgung
für Ärzte – mit Arztsuche für Patienten*

Deutsche Gesellschaft für Phlebologie
Lippestraße 9–11
26548 Norderney
www.phlebology.de
*Umfangreiche, hochwertig formulierte
Informationen, die sich an den informier-
ten Laien bzw. Therapeuten richten*

Deutsche Gesellschaft Venen e.V.
Postfach 18 10
90007 Nürnberg
www.dgvenen.de
*Leicht verständliche, umfassende Infor-
mationen sowie Arzt- und Kliniksuche*

Deutsche Venen-Liga e.V.
Sonnenstraße 6
56864 Bad Bertrich
www.venenliga.de

Patientennahe Informationen einschließ-
lich komplementärer Naturheilverfahren

ÖSTERREICH
Österreichische Gesellschaft für
internistische Angiologie
Auenbruggerplatz 15
A–8036 Graz
www.gefaesse.at
Informationen für Ärzte – Patienten-
informationen noch im Aufbau

Österreichischer Kneippbund
Kunigundenweg 10
8700 Leoben
www.kneippbund.at
Suchmaschine zu umfassenden kneipp-
schen, homöopathischen und naturheil-
kundlichen Behandlungsmethoden

Universitätsklinik für Gefäßchirurgie
Klinische Abteilung für Gefäßchirurgie
Währinger Gürtel 18–20
A–1090 Wien
www.meduniwien.ac.at/
gefaesschirurgie/
Fachinformationen zur Krampfadern-
chirurgie – für Informierte

Verein Initiative Venengesundheit
Breitenseerstraße 13
A–1140 Wien

www.venengesundheit.at
Patientennahe, umfassende Informa-
tionen mit alltagstauglichen Tipps

SCHWEIZ
Schweizerische Gesellschaft
für Phlebologie
Brückenstraße 9
CH–8280 Kreuzlingen
www.venenklinik.ch
Erste Venenklinik, die in der Schweiz
gegründete wurde

Schweizerische Venenliga
Postfach 1 14
CH–8575 Bürglen
www.venenliga.ch
Patientennahe Informationen einschließ-
lich komplementärer Naturheilverfahren

Schweizer Kneippverband
Weissensteinstraße 35
CH–3007 Bern
www.kneipp.ch
Kneippanwendungen bei Krampfadern

Venenforum Aargau
im Medizinischen Zentrum Brug
Fröhlichstraße 7
CH–5200 Brugg
www.venenforum.ch
Fachklinik bei Venenleiden

Register

Impressum

© 2008 GRÄFE UND UNZER
VERLAG GmbH, München
Alle Rechte vorbehalten. Nach-
druck, auch auszugsweise,
sowie Verbreitung durch Film,
Funk, Fernsehen und Internet,
durch fotomechanische Wie-
dergabe, Tonträger und Daten-
verarbeitungssysteme jeder Art
nur mit schriftlicher Geneh-
migung des Verlages.

Programmleitung:
Ulrich Ehrlenspiel
Redaktion: Corinna Feicht,
Christina Wiedemann
Lektorat: Janette Schroeder
Bildredaktion:
Henrike Schechter
Layout: independent Medien-
Design, Claudia Hautkappe
Herstellung: Gloria Pall
Satz: schroeder & partner,
München
Repro: Longo AG, Bozen
Druck und Bindung:
Kaufmann, Lahr
ISBN 978-3-8338-1110-4
1. Auflage 2008

GRÄFE
UND
UNZER

Ein Unternehmen der
GANSKE VERLAGSGRUPPE

Wichtiger Hinweis:

Die Gedanken, Methoden und
Anregungen in diesem Buch
stellen die Meinung bzw. Er-
fahrung des Verfassers dar.
Sie wurden vom Autor nach
bestem Wissen erstellt und mit
größtmöglicher Sorgfalt ge-
prüft. Sie bieten jedoch keinen
Ersatz für persönlichen kom-
petenten medizinischen Rat.
Jede Leserin, jeder Leser ist für
das eigene Tun und Lassen
auch weiterhin selbst verant-
wortlich. Weder Autor noch
Verlag können für eventuelle
Nachteile oder Schäden, die aus
den im Buch gegebenen prak-
tischen Hinweisen resultieren,
eine Haftung übernehmen.

Bildnachweis:

Fotos:
A1 PIX: S. 34; akg: S. 10; Caro:
S. 26 (li.); Corbis: S. 6; Focus/
SPL: S. 2, 13, 16, 28; Jalag: S. 25;
Jump: S. 18; Jupiter Images: S. 43;
Mauritius: 15; Dieter Mayr:
U1/U4, S. 4 (li. + re.); Medical-
picture: S. 9; mediacolors: S. 39;
Okapia: S. 17 (o. li.); Science
Pictures: S. 40
Illustrationen:
Ingrid Schobel, München
S. 9 (li. + re.), 21, 26 (re.), 31

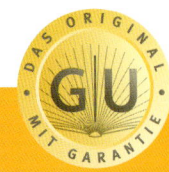